LE SYSTÈME TYPHOÏDE

LES BACTÉRIES ET LE MICROSCOPE

A PROPOS D'UNE

AFFECTION CHARBONNEUSE

LE SYSTÈME TYPHOÏDE

LES BACTÉRIES ET LE MICROSCOPE

A PROPOS D'UNE

AFFECTION CHARBONNEUSE

COMMUNICATION

FAITE

A LA SOCIÉTÉ IMPÉRIALE ET CENTRALE DE MÉDECINE VÉTÉRINAIRE

DANS SA SÉANCE DU 11 OCTOBRE 1866

Par M. MITAUT

VÉTÉRINAIRE EN PREMIER AU 9e RÉGIMENT D'ARTILLERIE, MEMBRE CORRESPONDANT

PARIS

TYPOGRAPHIE DE RENOU ET MAULDE

144, RUE DE RIVOLI, 144

1867

LE SYSTÈME TYPHOÏDE

LES BACTÉRIES ET LE MICROSCOPE.

MESSIEURS,

Les remarques que j'ai à faire au sujet de la communication de notre confrère M. Mégnin portent principalement sur le cas morbide qui vous a été relaté par lui, sur le titre de sa note imprimée et sur les commentaires qui en précèdent la conclusion.

Il résulte de l'exposé des faits :

1º Que la mort prompte du sujet affecté n'a pas permis au vétérinaire de constater sur le vif la nature du mal;

2º Que les lésions trouvées à l'autopsie du cadavre consistent en épanchements de sang, suffusions passives avec séparation de ses éléments sous la séreuse péritonéale surtout, et dans l'hypertrophie du système lymphatique avec coloration en noir des ganglions ;

3º Que le sang du mort visiblement altéré, rien qu'à l'œil nu, irisé, boueux et noir, contenait des bactéridies véritables;

4º Que l'observateur a été assez heureux pour saisir à temps ces dernières avec son microscope;

5º Que d'autres vétérinaires ont pu les reconnaître aussi, soit à leur attitude, soit à leur animation;

6º Que ce sang altéré ou décomposé, inoculé à des cochons d'Inde par les soins de M. le professeur Colin, les a fait périr rapidement; et que le sang de ceux-ci, introduit dans l'économie par le même procédé, a causé également la mort de plusieurs autres, en donnant lieu à *tous* les désordres constatés sur les premiers cadavres;

7º Enfin, que le malade étendu sur la litière. au dire des maréchaux qui l'ont assisté à ses derniers moments, ne pouvait plus se soutenir, et qu'il n'a pas fait le moindre effort du train postérieur pour se relever, quand ils sont venus en toute hâte à son secours.

Après l'autopsie du corps, l'auteur de la communication se demande à quelle maladie il a eu affaire, c'est-à-dire à quel genre d'affection il pourrait bien attribuer la mort presque subite de l'animal. D'abord il incline pour une de ces paralysies, si promptement mortelles, qui se sont produites récemment sur les chevaux d'omnibus; les derniers instants de son sujet semblent, dit-il, l'y autoriser. Mais, en même temps, l'affection sporadique foudroyante, que bon nombre de vétérinaires de l'armée appellent typhoïde, revient à son esprit. Il est d'autant mieux disposé à admettre la seconde manière de voir qu'il a constaté, lui aussi, sur les cadavres des chevaux qui ont succombé à cette affection, *surtout pour les cas graves,* « *identiquement les mêmes lésions et le même état du sang.* »

Sur le premier point, je suis d'un avis différent ; l'impossibilité de se tenir debout et de se relever complètement pour un cheval qui va mourir, sous les atteintes d'une maladie foudroyante ou par l'effet d'un toxique, peut très-bien s'expliquer, sans admettre aucunement la paralysie des membres dans le sens exact du mot.

Il me semble ensuite que la sérosité qui *étrangle et noie* à la fois les plexus lombaires, selon les propres expressions de celui qui a fait l'étude nécroscopique, produisant autour du plexus brachial droit le même effet, aurait dû avoir aussi la même conséquence et paralyser également le membre antérieur, comme les deux abdominaux, si son hypothèse était fondée.

Quant à l'idée typhoïde, l'analogie admise ne saurait l'être vraiment que si l'état du sang est bien en réalité le même pour le cas présent et pour *tous ceux* des affections dites typhoïdes. Or, M. Mégnin ne dit pas s'il a été constaté aussi des bactéridies dans le sang des chevaux morts de ces dernières maladies, ni surtout si elles peuvent également se transmettre par inoculation. En l'absence de ces renseignements *essentiels*, le rapprochement tenté fait ressortir, au contraire, la différence réellement bien tranchée qui existe entre ces cas morbides.

Et la différence pour nous, Messieurs, est d'autant plus frappante que nous avons encore tout à fait présents à l'esprit et les lésions anatomiques qui expliquent suffisamment la fin des animaux morts de prétendues typhoïdes à Vincennes ou à Paris, et les résultats avantageux obtenus de l'emploi des médications antiphlogistique et révulsive.

Est-il besoin d'ajouter que quelques cas de maladie charbonneuse se sont précisément manifestés dans la même garnison de Vincennes sur des chevaux faits du régiment ; que ces derniers ont toujours succombé et que les désordres morbides, aussi bien que le caractère général de gravité du mal, ne permettent pas du tout de confondre ces deux genres d'affections ?

Enfin, d'un autre côté, sur le cadavre dont on a dû faire l'autopsie avec soin, la muqueuse intestinale s'est trouvée tout à fait exempte de lésions. Le rapporteur du fait annoté ne peut pas ignorer que *bon nombre* de vétérinaires, partisans du système typhoïde, ont décrit et conservé même des portions d'intestin atteintes d'ulcérations.

Si donc l'observation présente est complète, voilà encore, Messieurs, entre les cas morbides mis en parallèle une dissemblance non moins re- marquable, et, malgré l'analogie trouvée dans la rapidité de la marche du mal, une lésion qui ne contribue pas non plus à justifier leur rapproche- ment.

Pour se renseigner davantage, l'auteur de la relation, encore indécis, ne fait guère que pour la forme un appel aux systématiques, chacun, selon lui, devant trouver ici forcément un cas de sa compétence, un fait mor- bide à mettre à l'appui de sa doctrine.

Les solidistes, à coup sûr, n'y pourraient voir qu'une entérite avec alté- ration du sang ou une congestion violente, bien que la muqueuse intes- tinale se montre dans un état d'intégrité parfaite, que les épanchements qui sont en dehors même de la charnue consistent seulement en une sé- paration des éléments du sang, et quoiqu'il n'y ait pas eu à constater ici la moindre trace d'injection capillaire.

M. Mégnin, à ce propos, se plaint de l'oubli dans lequel seraient tom- bées d'après lui, depuis quarante ans environ, les affections charbonneuses, au moins en ce qui concerne le cheval; et il attribue naturellement cette espèce d'abandon à la substitution qui s'est faite du solidisme aux an- ciennes idées humorales.

Nous laissons aux personnes sensées le soin de faire elles-mêmes justice sommaire des exagérations ou des idées excessives qu'on leur prête aussi gratuitement. Un pareil solidisme blesse les yeux les moins expérimentés et ne supporte même pas un instant d'examen.

Je vais répondre à la plainte formulée touchant les affections charbon- neuses; vous en déciderez vous-mêmes. Que ces maladies, aujourd'hui, soient un peu plus rares qu'autrefois, cela ne veut pas dire absolument qu'on les délaisse; il peut y en avoir moins, voilà tout. Et nous devons grandement nous en applaudir, car, il faut bien l'avouer, nos meilleurs agents thérapeutiques, les mieux appliqués, n'ont presque aucune chance d'efficacité contre elles.

Malgré l'invasion du solidisme, tous les élèves de l'École d'Alfort ont appris à connaître les affections charbonneuses en théorie et en pratique. Nous avons dû vérifier le fait sur nos cahiers de pathologie de Delafond et revoir sur nos notes de clinique les quelques exemples qu'autrefois nous y avons nous-même enregistrés. Si notre confrère ne se rappelle pas les cas qu'il a dû, comme tout le monde, étudier aux hôpitaux de l'École ou s'il n'a pas reconnu ceux qui se sont présentés à lui, depuis cette époque; l'idée d'en accuser le solidisme ne viendra sans doute jamais à personne. Chacun sait que dans les investigations et dans toutes les recherches il y a, outre du coup d'œil et du tact, l'influence active des connaissances acquises par l'observation, l'effet de notre jugement, la part de nos propres efforts, toute notre responsabilité, enfin.

J'ajouterai encore que, malgré mon peu de sympathie pour le genre typhoïde, j'ai été assez heureux (assez clairvoyant si vous voulez) pour discerner des affections charbonneuses sur les chevaux du régiment auquel j'appartiens, à La Fère et à Vincennes notamment, quoique ces localités ne se ressemblent pas tout à fait, ni sous le rapport du climat, ni sous celui de la production des denrées alimentaires.

Nous n'avons pas cru utile d'en faire un article de journal; mais ces faits ont été bien constatés. Nos comptes-rendus en font foi, de même que les rapports d'autopsie. Et pour être agréable à M. Mégnin, je les lui ai apportés aujourd'hui dans le but de compléter son cadre nosographique.

Après avoir épuisé ses réflexions sur le cas qui nous occupe, notre confrère se sent porté à croire que toutes les dénominations qu'il vient de rappeler expriment une même chose. Voilà certainement de quoi satisfaire tous les vétérinaires qui se paient de mots. Il serait, en effet, bien difficile de se montrer plus accommodant. Et comme le charbon ne peut pourtant pas se déplacer pour aller du côté des typhoïdes, M. Mégnin ne voit rien d'irrationnel à faire avancer ces dernières vers le charbon. Ensuite, pour que la transition soit cependant ménagée, il consent à admettre une charbonneuse amoindrie dans les affections dites typhoïdes, qui ne figureraient dès lors, au nouveau cadre, que comme de petits charbons bénins de cinquième ou de dixième classe.

Cette forme de concession, sans y regarder de bien près, ressemble plus, au fond, à de la fantaisie qu'à de la logique et se trouve un peu trop en dehors des idées communes.

Pour les cas typhoïdes dits foudroyants, tout à fait exceptionnels, oui, cette appellation peut être admise (vous n'avez pas seul le mérite de l'initiative, voilà plus de douze ans que nous l'avons proposée, et nous l'acceptons encore aujourd'hui), à la condition toutefois que les lésions soient *identiquement semblables* à celles du cas dont il s'agit en ce moment. Mais alors, par cela même que vous employez avec nous le mot *typhoïde* comme presque synonyme de charbonneux, vous voilà bien obligé de faire sortir complètement de la mêlée toutes les maladies de poitrine et d'intestin, dont les symptômes, les lésions *inflammatoires*, sont plus ou moins bien accusés, et conséquemment forcé de remettre toutes celles-ci à leur place, je veux dire dans la catégorie à laquelle elles appartiennent de droit pour tous les hommes qui ont le sens pratique.

Comme vous le voyez, Messieurs, c'est toujours le même ordre d'idées, la même manière de procéder, le même langage, et, sous l'unité apparente de composition doctrinale, la confusion la plus complète.

Au lieu de prendre un cas exceptionnel pour le faire servir à des rapprochements improvisés dans le but de chercher, sans en avoir l'air, à étayer une théorie impossible, ne vaudrait-il pas beaucoup mieux accepter franchement la discussion sur l'ensemble des faits de chaque jour, pour que le fort et le faible de la situation puisse en ressortir, que chacun soit bien mis au courant et se trouve ainsi tout à fait en état de juger avec pleine connaissance de cause ?

On vous a dit ici, Messieurs, il n'y a pas encore bien longtemps : La question des typhoïdes est claire pour nous, très-claire même ; nous nous entendons, nous nous comprenons parfaitement entre nous : la dénomination de typhoïde, généralement admise par les vétérinaires militaires, suffit pour cela. L'entendement existe, oui, ce n'est pas moi qui le contesterai, pour amoindrir, critiquer et laisser à l'écart tous les faits qui se trouvent en opposition avec le système préconisé, en prenant toutefois le soin de mettre à profit ce qu'on peut utiliser dans les travaux des dissidents.

Quant à l'accord des typhoïdistes, c'est une autre affaire : je ne suis pas aussi sûr qu'ils se comprennent entre eux, ni eux-mêmes, sur tous les cas qu'ils rangent dans la catégorie des typhoïdes.

Déjà l'occasion vous a été offerte de constater ici même certaines aberrations assez fortes à l'endroit des ulcérations dites typhoïdes ; vous avez pu voir aussi ces mêmes typhoïdes bravement désavouées par un de ceux qui les ont soutenues ailleurs et défendues dans cette enceinte. Mais ce qu'il y a eu de plus fort assurément, c'est la leçon de pathologie comparée que donne aux vétérinaires un des partisans du système typhoïde, après s'être inspiré... d'un discours sur les typhoïdes de l'homme, prononcé à l'Académie impériale de médecine.

« On croit encore beaucoup trop (1) dans le monde vétérinaire, et sur-
« tout dans les hautes régions, que ces mots *fièvre typhoïde* et *état typhoïde*
« désignent une affection locale de l'intestin caractérisée *essentiellement*
« par l'ulcération des glandes de Peyer et de Brunner. C'était l'opinion
« des Louis et des Bretonneau, mais la science a marché depuis. »

Je ne sais trop à quelles personnes il est fait allusion ici, mais bien certainement je ne suis pas responsable de l'erreur signalée, et j'appartiens encore bien moins au monde des hautes régions. Ceux qui se sentiront atteints par ce reproche répondront à l'auteur de la note s'ils le jugent à propos, et ceux qui ne se doutaient pas que la science progresse, en recevant une si bonne nouvelle, ne manqueront pas sans doute de lui en témoigner toute leur satisfaction.

---

(1) Cela est écrit au *Journal de médecine vétérinaire militaire*, t. IV, p. 367 et 368, novembre 1865.

**

En manière d'explication, ou plutôt comme moyen évasif, on vous a dit encore : Si le mot *typhoïde* vous fait peur, mon Dieu ! nous n'y tenons pas autrement, quoique cela paraisse ainsi peut-être, à la manière large dont nous l'employons. Pour nous ce n'est qu'une *simple formule*. Cependant, Messieurs, nos opposants systématiques s'ingénient à la répandre, et tout en y attachant aussi peu d'importance, ils gourmandent, comme vous le verrez, ceux qui la rejettent et caressent au contraire ceux qui se montrent disposés à l'adopter.

Le mot *typhoïde*, à les entendre, n'est qu'une formule ; très-bien ! libre à eux. Mais ils en veulent faire à présent un article de foi sur un ensemble de faits morbides, que peu de vétérinaires ont pu bien embrasser dans leur pratique, et auquel il est sous-entendu qu'on doit se soumettre absolument.

Nous sera-t-il permis, Messieurs, à nous qui croyons que la foi scientifique ne relève que de la conscience et de la raison, de protester, chaque fois qu'il se présentera, contre un système qui veut faire de l'exception une règle invariable, et qui trouve bien plus juste d'imposer ou d'insinuer ses interprétations que de chercher à convaincre par la force de ses arguments, qui repousse enfin la liberté d'examen des faits, seule capable de dissiper un peu l'obscurité encore répandue sur un point capital. Si c'est la vraie lumière qui éclaire les partisans du système typhoïde, comme ils le proclament en disant qu'ils s'entendent et se comprennent si bien entre eux, cela ne peut suffire : il faut absolument que la lumière se fasse pour tous, et d'abord qu'elle commence ici même à rayonner autour d'eux.

Puisque la typhoïde règne à Paris sur l'espèce chevaline, il est bien facile de la montrer à tout le monde sous ses différents états, et surtout de la faire voir à ceux qui ne l'ont pas encore vue.

Quant aux bactéridies, elles ont été bien vues : et si le microscope en des mains inhabiles se prête à toutes les illusions d'optique, cette fois M. Colin a constaté lui-même les infusoires. Il faudra bien s'incliner devant l'autorité de ce savant véritable. L'occasion était belle pour ceux qui ont parlé de bactéridies les premiers, de chercher, par une étude bien approfondie du cas présent, à consolider le rapprochement jeté ici comme une sorte d'ébauche ou un simple jalon. Nous avions espéré que les propagateurs du système typhoïde viendraient interpréter au grand jour de la publicité le fait considérable dont il s'agit, et qu'ils ne manqueraient pas de le faire de la façon la plus large et la plus conforme aux besoins de ce système. Leur silence m'oblige donc à faire moi-même ressortir pour eux toute la signification du cas présent, je vais l'essayer :

Le charbon s'est compliqué de paralysie foudroyante. On trouve des bactéridies dans le sang du mort. Au surplus, les mêmes bactéridies ont été déjà vues, dit-on, dans le sang des animaux qui meurent affectés de l'une ou de l'autre de ces deux maladies isolées. Voilà donc une liaison doublement établie entre les maladies charbonneuses et les paralysies à raptus sanguin dont nous sommes à peine sortis. L'analogie constatée d'ailleurs par M. Mégnin ne lui aurait pas permis de faire une distinction sans le secours du microscope et sans les résultats obtenus de l'inoculation. Maintenant veuillez, Messieurs, suivre mon raisonnement. Les symptômes vertigineux, compliquant parfois les pneumonies et entérites les mieux accusées des chevaux de remonte, « dites typhoïdes faute de mieux ; » voilà donc les pneumonies et les pleuropneumonies compliquées d'entérite toutes parentes du charbon, presque au même degré, toujours par l'intermédiaire des bactéridies. Selon les dires de M. Mégnin (complétement en opposition avec nos remarques), la parenté se trouve même déjà suffisamment établie par l'*identité* des lésions. Si cela continue, les bactéridies, en prenant encore un peu d'extension, auront bientôt envahi les angines et bronchites, gourmes simples ou compliquées de pneumonie, qui ont déjà aussi leurs typhoïdes dans chaque espèce, autant dire alors la moitié des maladies du cadre d'observation, pour les transformer toutes en une seule et même famille plus ou moins charbonneuse.

Ainsi donc, voilà tout d'un coup la tâche du diagnostic bien amoindrie, la question de pathologie singulièrement simplifiée par la *typhoïdie rationnelle*. Quelle conquête importante pour la science ! On va bientôt pouvoir faire de la médecine, loin des animaux, par la consultation du sang, comme autrefois par l'analyse des urines de l'homme.

Toutes les maladies caractérisées d'une manière spéciale par la présence de bactéries dans le sang deviennent non-seulement générales, mais consistent nécessairement en une altération primitive et profonde du sang (à la vérité encore indéterminée), les lésions organiques plus ou moins accentuées sur les divers appareils ne sont qu'accessoires, de légères *nuances* dues aux idiosyncrasies des malades; le mal *unique* réglant forcément sa physionomie sur le tempérament des sujets qu'il affecte. Il se transmet ou ne se transmet pas par contagion, cela doit être à peu près indifférent et ne tient probablement qu'au caractère plus ou moins malin des bactéridies.

Les réactifs chimiques vont sans doute aussi bientôt reparaître · il y aura encore de beaux jours pour la vraie médecine, *la médecine scientifique* pour la médecine de l'avenir.

Comme ces interprétations pourraient vous paraître un peu exagérées, je cède la parole à un homme d'une grande prudence, « qui n'aborde les statistiques les plus exactes qu'avec un respect mêlé de crainte » et qui doit être bien sûr de son microscope, de lui-même et de ses expressions, quand il s'adresse à l'Académie impériale de médecine.

Voici ce qui est écrit dans l'inventaire le plus complet du système typhoïde (1) :

« Le 10 août 1863, l'Académie recevait d'un vétérinaire de Paris une « communication par laquelle ce praticien cherche à établir que les bac-« téries ne sont pas particulières au sang de rate et aux affections des « animaux dites charbonneuses. Il rapporte que maintes fois il en a ren-« contré, soit chez les animaux ayant succombé à la forme thoracique « ou à la forme abdominale des affections typhoïdes, soit encore chez les « animaux morts à la suite de celles de ces formes qui se caractérisent « par des raptus hémorrhagiques (paralysie typhoïde), et il est de re-« marque, ajoute ce distingué praticien, que malgré la diversité des or-« ganes frappés par la maladie, l'étude histologique permet de constater, « dans ces circonstances d'*apparence* si diverses, des lésions analogues, « d'où l'on est logiquement autorisé à *présumer* entre elles une identité de « nature, » et sans doute aussi à condamner impitoyablement les idées de ceux qui persistent à croire le contraire.

Maintenant voici une autre note, lue également à l'Académie des sciences, et dans laquelle M. Mégnin lui-même fait justement connaître son opinion sur l'affection typhoïde du cheval. Ses idées y sont exprimées tout à fait dans le sens et dans la mesure que j'ai indiqués, en me plaçant franchement à son point de vue pour interpréter le cas morbide dont la Société centrale avait d'abord été saisie.

AFFECTION TYPHOÏDE DU CHEVAL ; par M. MÉGNIN.

Recueil de médecine vétérinaire. — *Chronique scientifique* du mois de juillet 1866, pages 476 et 477.

« Dans une des séances de l'Académie des sciences, un vétérinaire de mérite, bien connu des lecteurs du *Recueil*, M. Mégnin, a communiqué une note sur l'affection typhoïde du cheval, dont nous devons constater ici les conclusions. Une des principales observations sur lesquelles ces conclusions s'appuient, a été déjà sommairement rapportée dans une de nos précédentes chroniques. Nos lecteurs habituels s'apercevront facilement que le mémoire de M. Mégnin confirme une des thèses de pathologie gé-nérale que nous soulevons depuis longtemps, et qui font leur chemin dans le monde des jeunes observateurs élevés à l'Ecole expérimentale. »

« En rassemblant, dit M. Mégnin, mes nombreuses observations, en

---

(1) Voir le quatorzième volume du *Recueil de la commission d'hygiène hippique*, p. 585.

« instituant des séries d'expériences, dont quelques-unes ont été faites
« avec le concours de M. Colin, d'Alfort, et qui ont consisté en inoculation
« du sang du cheval atteint d'affection typhoïde au lapin et au cabiaï, j'ai
« voulu établir rigoureusement la relation qui existe entre cette affection
« et la fièvre charbonneuse que les auteurs ont décrite comme propre au
« cheval. De ces travaux et de ces recherches, qui feront l'objet d'un
« mémoire complet, je crois pouvoir déjà tirer les conclusions suivantes :

« 1° Dans les cas graves d'affection typhoïde du cheval, l'altération du
« sang est la seule lésion constante que l'on trouve à l'autopsie. Cette
« altération est caractérisée par un état de diffluence particulier, d'absence
« de fermeté des globules qui adhèrent par leurs bords et en masses, et
« par la présence de *bactéries* ou *bactéridies* en apparence inertes, qui
« flottent dans le sérum ;

« 2° Ce sang, inoculé à des lapins ou à des cabiaïs, les tue dans l'espace
« de trente-six à quarante heures. Le sang de ces petits animaux, inoculé
« à d'autres, leur communique la même maladie, mais les conséquences
« en sont d'autant moins foudroyantes qu'on s'éloigne davantage, par
« cette culture du virus, de son point d'origine : à la cinquième ou sixième
« génération, le sang a perdu presque toute sa virulence et ne détermine
« plus la mort par inoculation ;

« 3° Les lésions que l'on trouve à l'autopsie de ces sujets d'expériences
« et celles que l'on voit à l'ouverture des chevaux morts de cette maladie
« sont, outre l'état du sang signalé plus haut, de vastes suffusions san-
« guines passives le long de quelques gros troncs veineux, sous les sé-
« reuses splanchniques, ou dans les organes parenchymateux, suffusions
« qui sont entourées elles-mêmes d'infiltrations séreuses, citrines ou sa-
« franées, plus ou moins étendues. Ces lésions ne se distinguent en rien
« de celles que les auteurs attribuent à la fièvre charbonneuse ;

« 4° L'inoculation transmet seule cette maladie, car les animaux sains
« cohabitent impunément avec les animaux malades ou inoculés, ou morts
« récemment ;

« 5° Entre les cas les plus graves de l'affection typhoïde et les cas les
« plus bénins se placent une foule de degrés qui sont à la fièvre charbon-
« neuse, expression ultime, selon moi, dit M. Mégnin, de cette mala-
« die, ce que la cholérine et même la simple diarrhée sont au choléra
« foudroyant. Ces différents cas sont d'autant plus facilement curables
« qu'ils sont plus légers ; on les combat avec succès par les toniques anti-
« septiques et des excitants diffusibles, combinés aux révulsifs externes.

« C'est la bénignité relative de ces cas, heureusement les plus nom-
« breux, qui, probablement, a fait écarter jusqu'ici l'idée d'une analogie
« avec les maladies charbonneuses si terribles chez les ruminants. L'*affec-*

— 14 —

« *tion typhoïde du cheval ne doit plus être distraite désormais de cette* « *catégorie.*

« 6° Enfin, que comme causes prédisposantes, sinon occasionnelles, de « cette maladie, je suis porté à classer en première ligne : l'air confiné « des écuries où se trouvent renfermés un grand nombre d'animaux; la « consommation de matières alimentaires avariées ou altérées, et l'usage « d'eaux croupies en boisson. »

La question de thérapeutique, après cela, ne doit plus présenter désormais que de légères difficultés; les principales étant à peu près levées.

La bactéridie devient le point de mire de tout le traitement.

Les toniques antiputrides, les excitants généraux et les spoliateurs ont tout à fait leur raison d'emploi. Et voyez comme cela se trouve; c'est tout juste le traitement que les vétérinaires les plus perspicaces mettaient depuis longtemps en pratique, avec un succès constant, contre les maladies de poitrine des chevaux de remonte, à peu près toutes classées parmi les typhoïdes, bien avant les découvertes importantes du microscope.

En voici les preuves :

Commission d'hygiène, tome VIII, année 1855, page 404.

1° Il s'agit de l'appréciation d'un travail fourni sur la maladie des chevaux de remonte, au moment même d'une véritable crise épizootique, par un vétérinaire de l'artillerie. Je cite :

« Quoi qu'il en soit, nous nous croyons obligé de relever une erreur « très-grave qu'a commise l'auteur en les considérant comme étant pres- « que toujours *franchement* inflammatoires et comme réclamant, en consé- « quence, un traitement *essentiellement* antiphlogistique (1) : aujourd'hui, « 1856, la nature de ces affections est bien *connue;* tous les vétérinaires « qui les ont observées s'accordent à les regarder comme étant, au con- « traire, *le plus souvent*, de forme *anémique* et comme réclamant une mé- « dication particulièrement *tonique;* la saignée, dans ce cas, est surtout « très-préjudiciable. »

Journal de médecine vétérinaire militaire, tome IV, année 1865, page 225.

2° Il s'agit toujours de la même affection, mais de deux autres praticiens recommandables attachés au service de la remonte. Je cite encore :

« Enfin, nous devons faire observer que la *nature des révulsifs* mis en

---

(1) Les mots « franchement et essentiellement » sont ajoutés, et ceux-ci : « Le traitement révulsif ou transpositeur est celui qui lui convient le mieux; mais le mal réclame tous les secours de la vraie médecine d'observation, » ont été retranchés, sans doute pour faire compensation.

« **usage**, que la médication interne à laquelle on a cru devoir donner la
« préférence, auraient trouvé plus rationnellement leur application dans
« les maladies franchement aiguës des voies respiratoires que dans les
« affections typhoïdes, compliquées d'une altération profonde du sang. »

Il n'est plus question que de celles-ci dans le système typhoïde, même
sur les chevaux des dépôts de remonte, on ne parle plus guère des autres
que pour la forme.

Commission d'hygiène, tome XIV, année 1864, pages 541 et 542.

3° Il s'agit ici d'une pneumonie observée en 1860, qui a atteint 335 chevaux du même régiment de cavalerie et en a fait périr 47 ; elle a été pla-
cée d'office dans la catégorie des typhoïdes.

On se plaint que l'observateur n'ait pas donné une description spéciale
de la maladie et surtout des lésions (il doit bien s'en trouver quelques-unes
dans les quarante-sept rapports d'autopsie?), pour démontrer que son
diagnostic était juste, et son traitement rationnel. Je cite toujours :

« Nous regrettons d'autant plus, est-il écrit, cette impardonnable négli-
« gence, que nous avons de fortes *présomptions* de croire que ce vétéri-
« naire a *méconnu la véritable nature de cette affection* ; qu'il a considéré
« comme étant franchement inflammatoire et essentiellement locale une
« maladie non-seulement générale, mais compliquée encore d'altération
« du sang, en un mot une affection bien connue dans l'armée et dé-i-née
« sous le nom de typhoïde. Si nous ajoutons que, conséquent avec lui-
« même, ce vétérinaire a combattu cette maladie par de fortes émissions
« sanguines souvent répétées, par des révulsifs externes non spécifiés, le
« tartre stibié, le kermès et un régime diététique, nous ne sommes étonné
« que d'une chose, c'est que les pertes n'aient pas été plus considérables,
« bien que le chiffre en soit déjà relativement très-élevé. »

Voilà, en vérité, un système des plus commodes : on vous apporte ici,
pour lui servir de base, des cas isolés, tout à fait exceptionnels, et puis on
rejette ailleurs les faits généraux les mieux circonstanciés qui gênent ; ou
bien, sous prétexte qu'ils sont entachés d'erreur très-grave, on les exclut
comme ceux qu'on trouve incomplets, en ne tenant aucunement compte
des observateurs qui les ont vus et consciencieusement relatés.

Sans prendre le dernier motif de la classification nouvelle plus au sérieux
que tout ce qui a été dit des typhoïdes, vainement jusqu'à ce jour, pour
les faire reconnaître, nous devons cependant nous demander :

1° S'il est encore possible dorénavant de faire de la médecine rationnelle
sans le secours du microscope ;

2° Si la bactérie, pour le cas présent, procède immédiatement de l'altération charbonneuse, ou bien si elle n'en est qu'une conséquence éloignée, comme pour les cas morbides soi-disant analogues ;

3° S'il ne serait pas prudent, dans l'intérêt même de la nouvelle théorie, de s'occuper dès à présent du classement des bactéries, en cherchant les différences qui doivent nécessairement exister entre elles, suivant les *nuances* de maladies dont les animaux se trouvent affectés ;

4° Si le microscope suffira pour faire admettre l'altération du sang, que ne démontrent ni l'examen physique, ni les réactifs chimiques, ni même l'abattement et la faiblesse plus apparente que réelle des malades ;

5° Si l'opération, reconnue parfaitement faite dans un cas bien déterminé, va nous donner une règle suffisante pour tous les cas dits typhoïdes, en jugeant par simple analogie, même à distance, ou bien s'il faudra la répéter pour chaque malade ;

6° Devrons-nous attendre et voir venir la bactéridie avec le microscope, avant d'appliquer au malade violemment atteint le traitement qui convient à son état général, et surtout aux lésions organiques qu'il nous est permis de bien constater ?

7° Enfin, grâce à cet instrument, serons-nous désormais mieux à l'abri des erreurs de diagnostic, et moins exposés à nous tromper dans nos traitements ?

La vraie médecine nous prescrit invariablement :

1° De tenir compte, avant tout, de l'état général des animaux affectés et de l'ensemble des symptômes du sujet soumis à notre examen ;

2° De tâcher de saisir, par une sorte d'instinct que la pratique seule développe, la nature, les formes, les périodes et les complications successives du mal ;

3° D'apprécier autant qu'il est possible les lésions organiques par l'observation attentive et continue des malades :

4° De se former une idée plus exacte encore de l'ensemble des faits morbides et du caractère général de l'affection par l'étude de tous les cadavres, en cas d'épizootie.

Le but à atteindre est d'arrêter ou de ralentir la marche de la maladie, de combattre ses effets, de prévenir ses terminaisons de gangrène, d'hydropisie ou d'épuisement, en un mot, d'aider la nature à sortir d'embarras par la plus heureuse issue.

Eh bien! pour tout cela, Messieurs, à notre humble avis, le microscope ne peut pas grand'chose, le travail de cabinet le plus consciencieux pas davantage ; il faudra toujours visiter avec soin *chaque* malade, suivre attentivement le cours du mal, rester constamment au milieu des chevaux affectés, pour recueillir avec fruit tout ce qu'il est possible de retirer d'un pareil enseignement dans le sens vraiment thérapeutique. Jamais on ne réussira à faire de la pratique rationnelle avec des machines, quelque bien organisées et quelque bien conduites qu'elles soient, fussent-elles vivantes.

L'application des principales règles médicales doit toujours être l'œuvre d'hommes intelligents et actifs, éclairés par l'expérience, et surtout complétement exempts de ce malheureux esprit de système qui fait que nous nous livrons avec tant de facilité à toutes les exagérations, à toutes les erreurs, et que nous nous prêtons si peu volontiers à la moindre idée juste, à la moindre opinion raisonnable qui s'éloigne de lui.

En suivant franchement toutes les indications à remplir, on s'approche, par là, aussi près que possible de la connaissance exacte des choses, seul objet de nos constantes recherches ; et s'il ne nous est pas donné de l'atteindre, nos écarts du moins sont pardonnables, beaucoup moins grands, et surtout bien moins préjudiciables que les autres.

Le vétérinaire qui voudrait faire de la pratique avec le microscope seul me représente assez l'astrologue qui veut découvrir l'infini dans l'espace et ne voit pas le puits dans lequel il va tomber. Un instrument d'un usage aussi difficile ne convient bien qu'aux hommes de science pure, qui ont le temps de s'y appliquer avec la patience et l'esprit de pénétration qu'il faut pour pouvoir en retirer des vues utiles.

Quand notre confrère, pour s'éclairer, a songé un instant à faire un appel à toutes les opinions extrêmes, je m'étonne qu'il ne se soit pas adressé tout bonnement aux vétérinaires les plus expérimentés de son voisinage. Aux modestes lumières de ceux-là, le cas présent se serait sans doute assez nettement accusé, et l'affection charbonneuse aurait été promptement reconnue.

Nous avons agi ainsi nous-même sans hésiter, il y a une douzaine d'années, dans des circonstances presque semblables.

Les faits morbides auxquels je fais allusion ont été scrupuleusement décrits et sont contenus dans un mémoire sur les coliques. Par les symptômes que nous avons relatés avec exactitude, et surtout par les lésions, ces cas, Messieurs, n'ont absolument rien de commun avec les entérites simples ou compliquées, sous forme sporadique ou enzootique, qui s'y trouvent aussi très-longuement détaillées. Le *Compte-rendu* de ce travail (cela surprend à première vue) a complétement négligé d'en faire mention ; si je relève en passant cette omission (sans doute involontaire), c'est d'abord parce qu'à cette partie de l'écrit, il n'y avait rien à faire pour la critique. Ensuite, comme on nous accusait à distance de ne savoir pas distinguer les maladies inflammatoires que nous avions sous les yeux, de celles qui ne le sont pas, vous comprenez l'obligation pour moi de vous rappeler ce qui repoussait *complètement* une imputation pareille, en donnant tout juste la preuve incontestable du contraire.

RÉSUMÉ.

L'examen du sang de l'animal dont il s'agit, mort subitement d'une affection accusée sur le cadavre par des épanchements sanguins, a fait constater au microscope des bactéridies bien vivantes. Ce fait intéressant, si l'on ne peut pas encore dire instructif, acquis à la science par M. Mégnin, est bien avéré et parfaitment reconnu ; il a passé au contrôle d'une personne digne de foi par sa compétence sur la matière, M. le professeur Colin.

Mais le côté assurément le plus *sérieux* du cas morbide est, à notre sens, celui de la transmission d'une maladie *bien spécifiée* à d'autres animaux, en leur inoculant le sang du mort, et nous tenons à le bien constater.

Ensuite, pour vous présenter la chose sous son véritable jour, nous ajouterons que la maladie réellement *charbonneuse* dont il s'agit est, par bonheur, très-rare ; que les symptômes, de même que les lésions qui lui sont propres, la différencient suffisammment de celles auxquelles on l'a comparée, associée même ; qu'ils permettent ainsi de la reconnaître à l'observation, et ne laissent surtout aucun doute à l'autopsie.

Comme nous n'avons eu jusqu'à présent à notre disposition ni boîte à réactifs, ni microscope pour faire de la pratique, il faudra bien continuer à suppléer à ces instruments, qui manquent aussi à la généralité de nos confrères, en nous attachant de plus en plus à l'appréciation exacte de tous les symptômes extérieurs, sans négliger, bien entendu, tous ceux qui peuvent venir de l'auscultation directe, pour confirmer le diagnostic.

Quant au choix des divers moyens thérapeutiques, il y a fort heureusement pour le régler les données fournies par l'expérience et les indications tirées de l'état même des malades. Nous cherchons aussi à les appliquer toujours le plus rationnellement, c'est-à-dire de manière à faire contre-poids aux différentes manifestations du mal. Et les agents curatifs auxquels nos contradicteurs accordent le plus d'importance sont précisément pour nous ceux qui en méritent le moins pour leurs effets immédiats.

Je vous ai signalé, Messieurs, sans la moindre hésitation, les défauts de la relation présente, pour le fond et pour la partie pittoresque, quoiqu'elle ait été contrôlée, approuvée et *trois fois* publiée. Devant les résultats si nets, si positifs de l'inoculation, les commentaires et les comparaisons devenaient réellement superflus. La conclusion se montrait toute simple ; et la note aurait pu prendre pour titre : *Bactéridies véritables trouvées dans le sang d'un cheval mort brusquement du charbon bien constaté.*

Si le commentateur du fait signalé n'a pas voulu donner à entendre par insinuation à la Société centrale que la bactérie est un point de rapprochement entre les différentes affections indiquées, la dissertation était sans objet. Si, au contraire, son intention était d'en faire la base la plus moderne de la théorie typhoïde perfectionnée, il devait alors le dire franchement, comme nous l'avons fait, en nous mettant à sa place, comme d'autres l'ont déjà tenté avant lui sans beaucoup de succès, et comme il a cru devoir le faire lui-même, quelques mois plus tard, dans sa Note très-explicite à l'Académie des sciences.

Il ne m'appartient pas sans doute de donner des conseils à personne, et moins encore aux partisans d'un système qui n'est pas du tout le mien. Cependant, je crois pouvoir informer mon confrère qu'il ne suffit plus ici de dire *nos typhoïdes*, ni de montrer seulement ses bonnes intentions pour elles. La Société centrale, appelée à se prononcer sur tout ce qui est relatif à chaque système, quel qu'il soit, demande d'abord une situation parfaitement définie. Il lui faut ensuite des faits bien spécifiés, cités en assez grand nombre et à propos, des vues scientifiques très-précises et des arguments aussi nettement formulés.

1462   PARIS. — Typographie de RENOU et MAULDE, rue de Rivoli, n° 144.